Aamir Al-Mosawi

Evolução e pioneiros da nefrologia pediátrica

Aamir Al-Mosawi

Evolução e pioneiros da nefrologia pediátrica

Uma viagem pela história

ScienciaScripts

Imprint

Any brand names and product names mentioned in this book are subject to trademark, brand or patent protection and are trademarks or registered trademarks of their respective holders. The use of brand names, product names, common names, trade names, product descriptions etc. even without a particular marking in this work is in no way to be construed to mean that such names may be regarded as unrestricted in respect of trademark and brand protection legislation and could thus be used by anyone.

Cover image: www.ingimage.com

This book is a translation from the original published under ISBN 978-620-7-65264-8.

Publisher:
Sciencia Scripts
is a trademark of
Dodo Books Indian Ocean Ltd. and OmniScriptum S.R.L publishing group

120 High Road, East Finchley, London, N2 9ED, United Kingdom
Str. Armeneasca 28/1, office 1, Chisinau MD-2012, Republic of Moldova, Europe
Printed at: see last page
ISBN: 978-620-7-73871-7

Evolução e pioneiros da nefrologia pediátrica: Uma Viagem pela História

Aamir Jalal Al-Mosawi
Médico conselheiro e formador especializado
Cidade Médica de Bagdade e Ministério da Saúde do Iraque Bagdade, Iraque
Correio eletrónico: almosawiaj@yahoo.com

RESUMO

Antecedentes: O traçado da evolução histórica dos nefrologistas pediátricos que contribuíram significativamente para a compreensão e o tratamento das doenças renais infantis revela que o início se deu no século XV, com a descrição da síndrome nefrótica por Cornelus Roelans, e que a narrativa progride através de figuras fundamentais como Theodore Zwinger, Richard Bright e Emil Abderhalden, que estabeleceram os conhecimentos fundamentais neste domínio. Contribuições notáveis de Giovanni de Toni, Robert Debré e Guido Fanconi contribuíram para o avanço dos conhecimentos, levando ao reconhecimento da síndrome de De Toni-Debré-Fanconi. Posteriormente, os avanços incluíram descrições de síndromes por Charles Upton Lowe e Frederic Bartter. Apesar dos progressos, continuam a existir lacunas na compreensão da etiologia das doenças renais, o que realça a necessidade permanente de melhorar as terapêuticas.

A bibliometria é a análise de publicações académicas, incluindo a análise de citações, com o objetivo de determinar o impacto ou a influência dos artigos e do académico que os escreveu.

As avaliações bibliométricas têm sido cada vez mais utilizadas para avaliar quantitativa e qualitativamente a produtividade científica/investigação dos líderes académicos em vários domínios da medicina.

A utilização da bibliometria para determinar os pioneiros modernos foi recentemente sugerida.

Materiais e métodos: Materiais e métodos: Mais de 1000 perfis de citações do Google Scholar foram examinados em junho de 2024 para identificar nefrologistas pediátricos clínicos de elite de 182 países em desenvolvimento com um índice H de 20 ou superior. A pesquisa teve como objetivo fornecer uma visão abrangente da distribuição global da liderança académica nesta área especializada no mundo em desenvolvimento.

Resultados: Em maio e junho, foram identificados nefrologistas clínicos pediátricos notáveis com índices H iguais ou superiores a 20, de três países, incluindo Aamir Jalal Al-Mosawi do Iraque (índice H 23), Neamatollah Ataei do Irão (índice H 21), Mohammad Hossein Fallahzadeh do Irão (índice H 20) e Wasiu A Olowu da Nigéria (índice H 20).

Além disso, vários países ostentavam nefrologistas pediátricos com índices H de 10 ou mais, indicativos de um impacto académico significativo, incluindo Girish C Bhatt da Índia (índice H 16), Marcelo de Sousa Tavares do Brasil (índice H 13), Domonkos Pap da Hungria (índice H 12) e Seha Saygılı da Turquia (índice H 12),

Por outro lado, alguns países tinham perfis com índices H mais baixos, enquanto outros não tinham perfis de nefrologistas pediátricos.

Havia um perfil de psiquiatra pediátrico com um índice H de 7 ou inferior a 7 de seis países, incluindo Bangladesh, Israel, Japão, Coreia do Sul e Suécia, Sri Lanka.

Não havia nenhum perfil de nefrologista pediátrico para muitos países do mundo, incluindo Afeganistão, Albânia, Argélia, Andorra, Angola, Antígua e Barbuda, Argentina, Arménia, Áustria, Azerbaijão, Bahamas, Barém, Barbados, Bielorrússia, Bélgica, Belize, Benim, Butão, Bolívia, Bósnia e Herzegovina, Botsuana, Brunei, Bulgária, Burkina Faso, Burundi, Cabo Verde, Camboja, Camarões, República Centro-Africana, Chade, Chile, China, Colômbia, Comores, República Democrática do Congo, República do Congo, Costa Rica, Costa do Marfim, Croácia, Cuba, Chipre, República Checa, Dinamarca, Jibuti, Domínica, República Dominicana, Equador, Egipto, El Salvador, Guiné Equatorial, Eritreia, Estónia, Essuatíni, Etiópia, Fiji, Finlândia, Gabão, Gâmbia, Geórgia, Gana, Grécia, Granada, Guatemala, Guiné, Guiné-Bissau, Guiana, Haiti, Honduras, Islândia, Indonésia, Jamaica, Jordânia, Cazaquistão, Quénia, Quiribati, Kuwait, Quirguizistão, Laos, Letónia, Lesoto, Libéria, Líbia, Liechtenstein, Lituânia, Luxemburgo, Madagáscar, Malavi, Malásia, Maldivas, Mali, Malta, Ilhas Marshall, Mauritânia, Maurícia, México, Micronésia, Moldávia, Mónaco, Mongólia, Montenegro, Marrocos, Moçambique, Myanmar, Namíbia, Nauru, Nepal, Países Baixos, Nova Zelândia, Nicarágua, Níger, Coreia do Norte, Macedónia, Noruega, Omã, Paquistão, Palau, Palestina, Panamá, Papuásia-Nova Guiné, Paraguai, Peru, Filipinas, Polónia, Portugal, Qatar, Roménia, Rússia, Ruanda, São Cristóvão e Nevis, Santa Lúcia, São Vicente e Granadinas, Samoa, São Marino, São Tomé e Príncipe, Arábia Saudita, Senegal, Sérvia, Seicheles, Serra Leoa, Singapura, Eslováquia, Eslovénia, Ilhas Salomão, Somália, África do Sul, Sudão do Sul, Sudão, Suriname, Síria, Tajiquistão, Tanzânia, Tailândia, Togo, Tonga, Trindade e Tobago, Turquemenistão, Tuvalu, Uganda, Ucrânia, Emirados Árabes Unidos,

Uruguai, Usbequistão, Vanuatu, Venezuela, Vietname, Iémen, Zâmbia, Zimbabué.

Conclusões: O estudo sublinha a evolução histórica da nefrologia pediátrica e a utilização contemporânea da bibliometria para identificar os líderes académicos nesta área. Os resultados destacam tanto as realizações como as lacunas na liderança académica em diferentes países, salientando a necessidade de esforços contínuos para melhorar a compreensão e a gestão das doenças renais infantis em todo o mundo. Ao reconhecer e apoiar os líderes académicos, em especial nos países em desenvolvimento, os avanços na nefrologia pediátrica podem ser ainda mais impulsionados, conduzindo, em última análise, a melhores terapias e resultados para os jovens doentes com doenças renais.

INTRODUÇÃO

Ao traçar a evolução histórica dos nefrologistas pediátricos que contribuíram significativamente para a compreensão e o tratamento das doenças renais infantis, revela que o início se deu no século XV com a descrição da síndrome nefrótica por Cornelus Roelans. A narrativa progride através de figuras fundamentais como Theodore Zwinger, Richard Bright e Emil Abderhalden, que estabeleceram os conhecimentos fundamentais nesta área. Os contributos notáveis de Giovanni de Toni, Robert Debré e Guido Fanconi contribuíram para o avanço dos conhecimentos, levando ao reconhecimento da síndrome de De Toni-Debré-Fanconi. Posteriormente, os avanços incluíram descrições de síndromes por Charles Upton Lowe e Frederic Bartter. Apesar dos progressos, continuam a existir lacunas na compreensão da etiologia das doenças renais, o que realça a necessidade permanente de melhorar as terapêuticas.

As doenças renais na infância foram reconhecidas já em 1400. Cornelus Roelans (Figura-1A) descreveu uma criança com síndrome nefrótica em 1484, registando um inchaço em todo o corpo [1].

Em 1722, Theodore Zwinger (Figura-1B) de Basileia forneceu descrições precisas da síndrome nefrótica, uma doença renal crónica significativa em crianças. Em particular, Zwinger atribuiu corretamente a doença aos rins [2].

Em 1827, Richard Bright (Figura-1C) sugeriu que a síndrome nefrótica compreende a tríade de hidropisia (edema generalizado), albumina na urina (detectada usando a coagulação da colher e do calor da vela) e doença renal.

Em 1938, John D Lyttle enfatizou uma classificação moderna da doença renal infantil, incluindo glomerulonefrite aguda, glomerulonefrite crónica e nefrose (síndrome nefrótica) [3].

Em 1903, Emil Abderhalden (Figura-1D) descreveu o primeiro caso de cistinose [4].

Em 1924, George Otto Emil Lignac (Figura-1E), no seu trabalho "Disorders of cystine metabolism in children", forneceu uma descrição pormenorizada das manifestações clínicas da cistinose, tais como raquitismo, doença renal e atraso no crescimento [5].

6

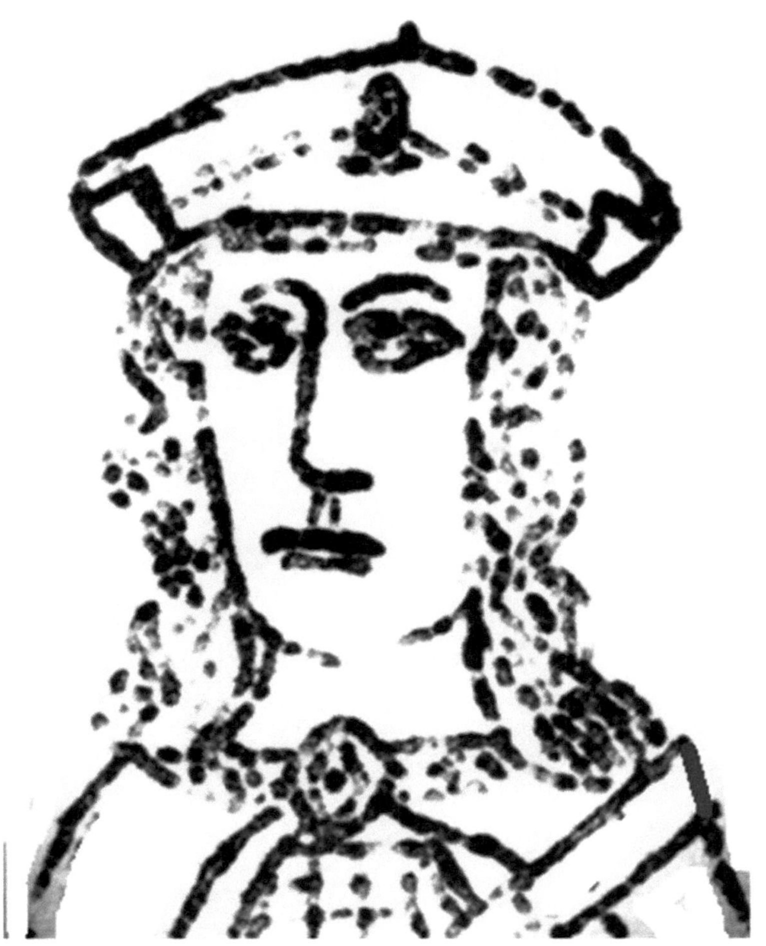

Figura-1A: Cornelis Roelans van Mechelen (1450-1525), médico e pediatra flamengo

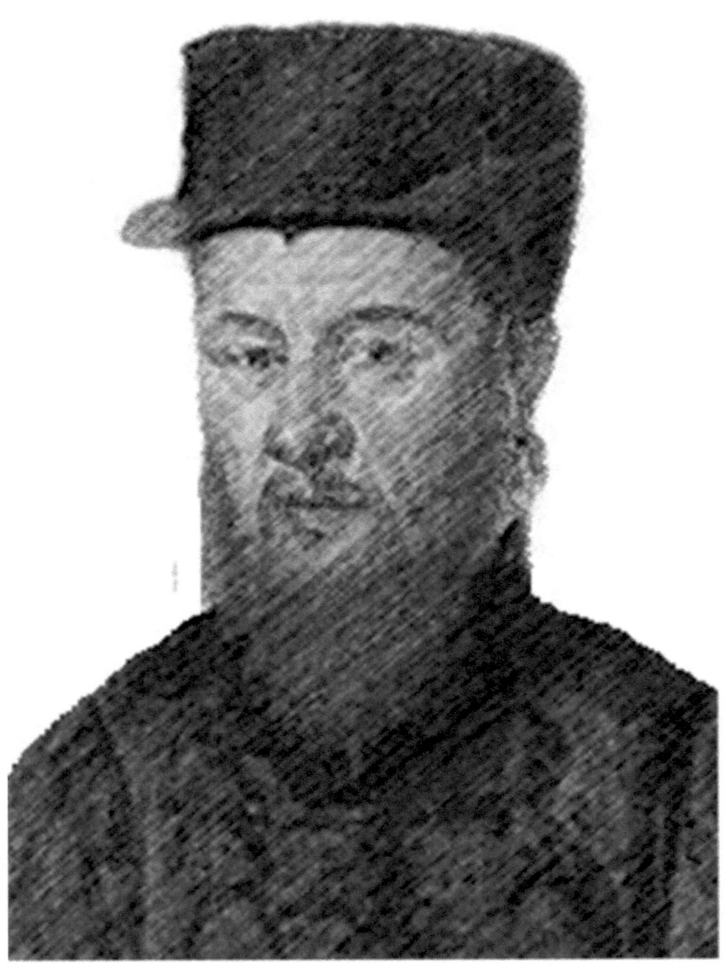

Figura-1B :Theodor Zwinger, o Velho (agosto de 1533-março de 1588), médico suíço de Basileia

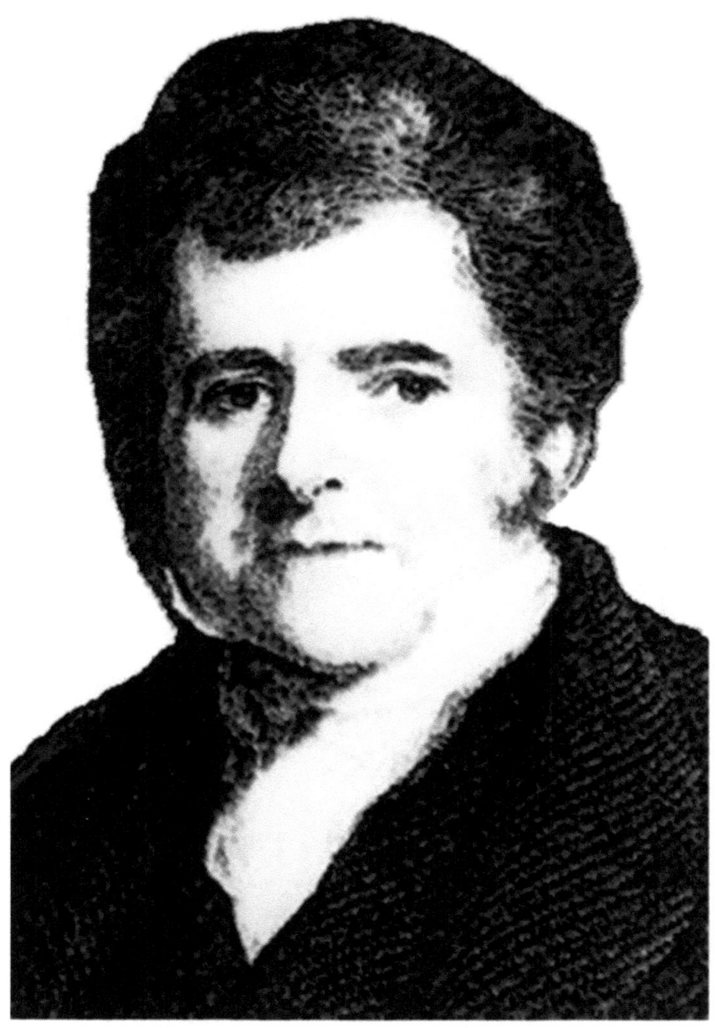

Figura-1C: Richard Bright (28 de setembro de 1789 - 16 de dezembro de 1858), um médico inglês pioneiro na investigação de doenças renais

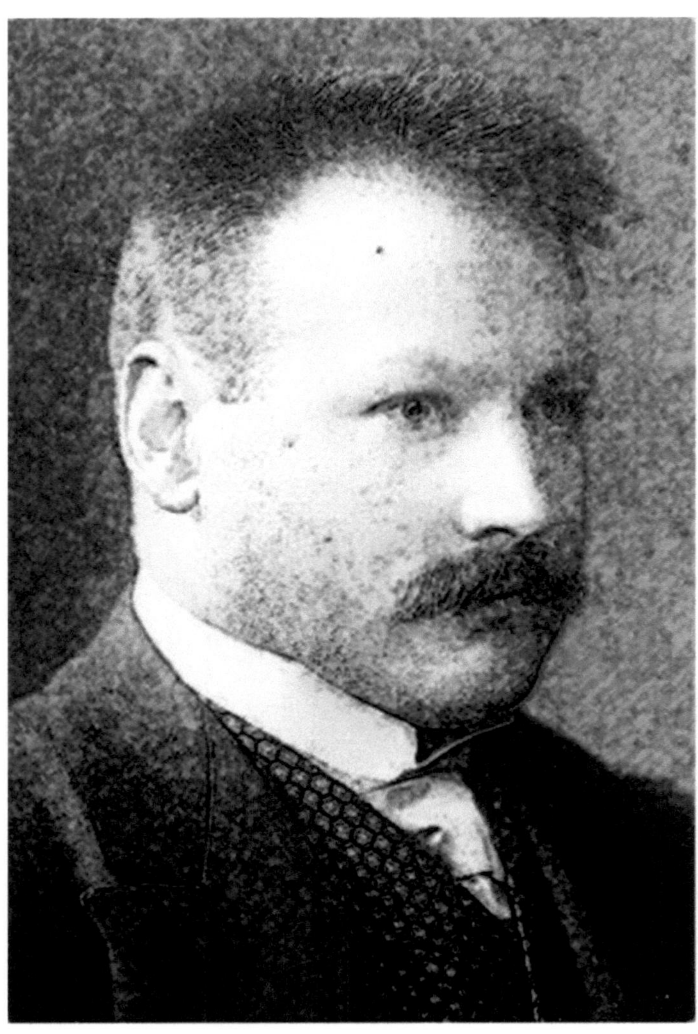

Figura-1D: Emil Abderhalden (1877-1950), bioquímico e fisiologista suíço

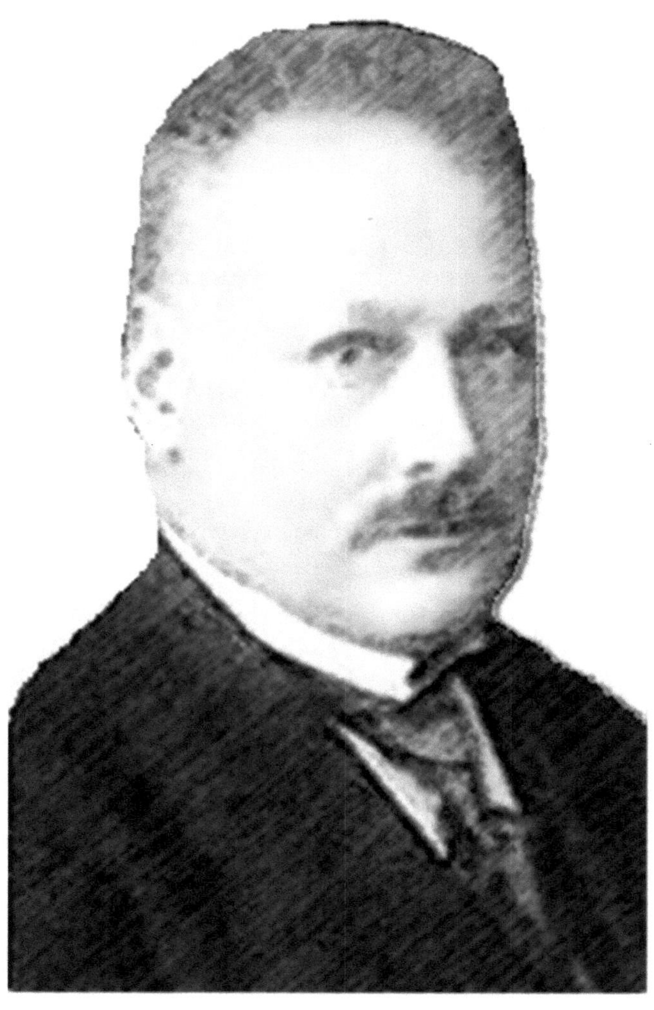

Figura-1E: George Otto Emil Lignac (1891-1954), anatomista e patologista holandês

A doença complexa da insuficiência tubular renal tornou-se conhecida como "síndroma de Toni-Debré-Fanconi" em homenagem a três pioneiros da nefrologia pediátrica que contribuíram para o seu reconhecimento e compreensão [6-9].

Em 1933, Giovanni de Toni (Figura-1F) relatou uma menina com tubulopatia tubular proximal e sintomas neurológicos associados, incluindo raquitismo, hipotonia, atraso no desenvolvimento e nistagmo [6].

Em 1934, Robert Debré (Figura-1G) relatou um caso complexo de tubulopatia numa menina de 11 anos que tinha raquitismo associado a deformidades ósseas graves (escoliose) e fracturas múltiplas [7].

Em 1936, Guido Fanconi (Figura-1H) relatou crianças com raquitismo hipofosfatémico, acidose, glicosúria e excesso de ácidos orgânicos na urina, incluindo algumas com cistinose [8]. Portanto, a cistinose infantil também tem sido chamada de síndrome de Lignac-Fanconi.

Em 1952, Charles Upton Lowe (Figura 1I) e colegas do Massachusetts General Hospital em Boston descreveram uma síndrome óculo-cérebro-renal que envolvia três sistemas de órgãos (olhos, cérebro e rim) [10].

Em 1962, Frederic Bartter (Figura 1J) e os seus colegas descreveram uma síndrome resultante de um defeito no membro ascendente espesso da ansa de Henle, associado a hipocalemia, alcalose e pressão arterial normal a baixa [11].

A nefrologia pediátrica é uma disciplina relativamente nova, que está a surgir com um número crescente de médicos e pediatras interessados no estudo das doenças renais infantis, nomeadamente a síndrome nefrótica.

O tratamento das crianças com insuficiência renal crónica evoluiu através da modificação dos princípios do tratamento dos adultos, tendo a diálise sido descrita já na década de 1950 [12-16].

No entanto, continua a haver uma lacuna na nossa compreensão da etiologia de importantes doenças renais infantis, como a síndrome nefrótica, e ainda são necessárias terapias melhores, mais convenientes ou acessíveis para muitas doenças renais infantis, incluindo a síndrome nefrótica refractária e a insuficiência renal crónica.

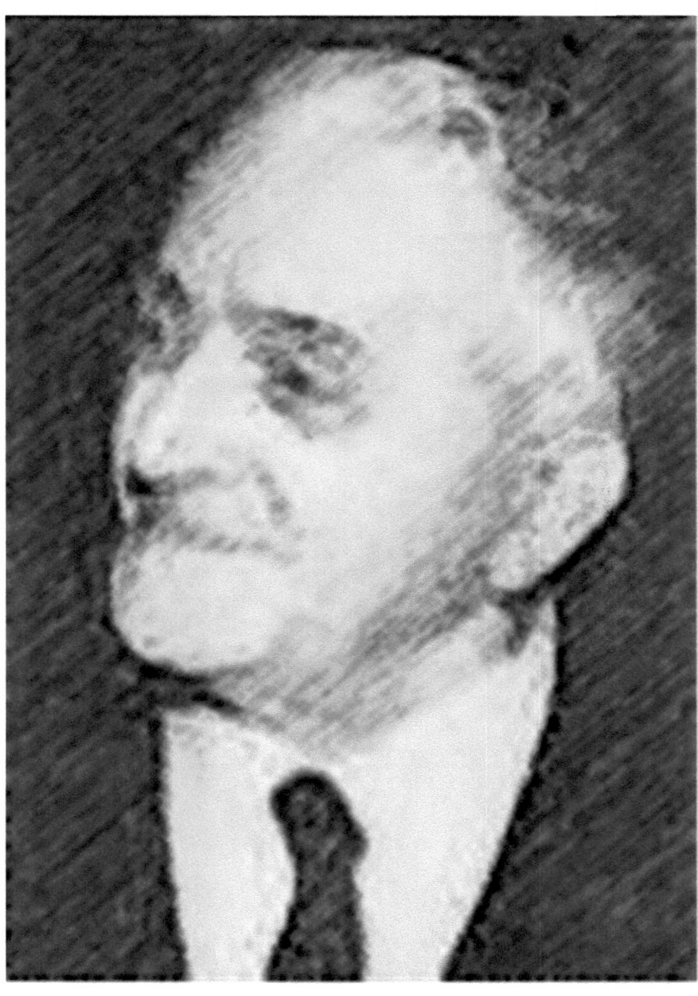

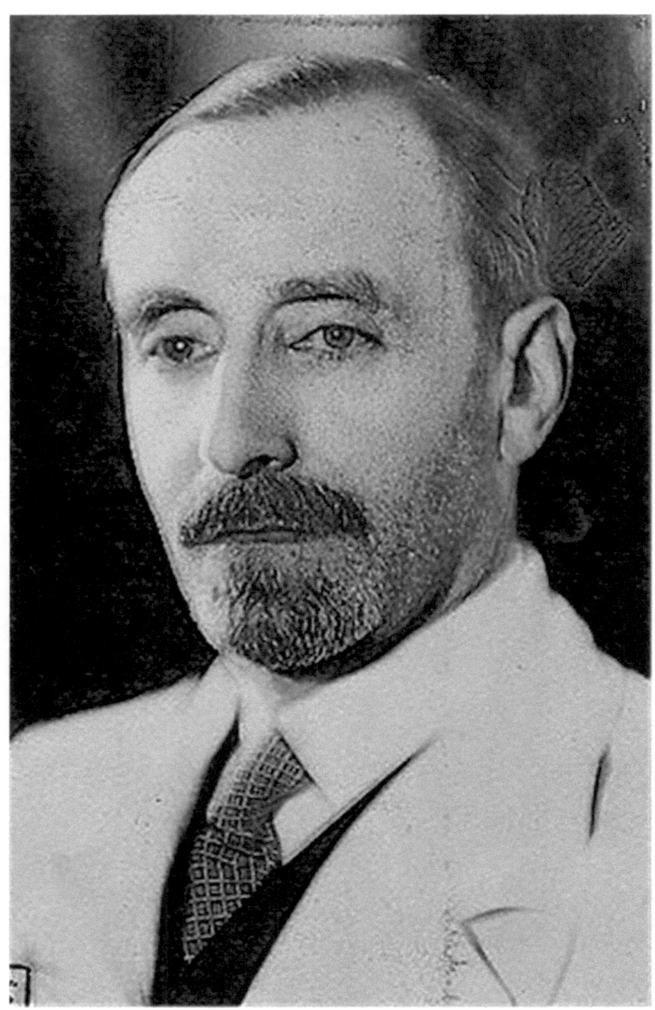

Figura-1F: Giovanni De Toni (3 de março de 1895 - 8 de janeiro de 1973), pediatra italiano

Figura-1G: A vida de Robert Anselme Debré (1882-1978), pediatra francês

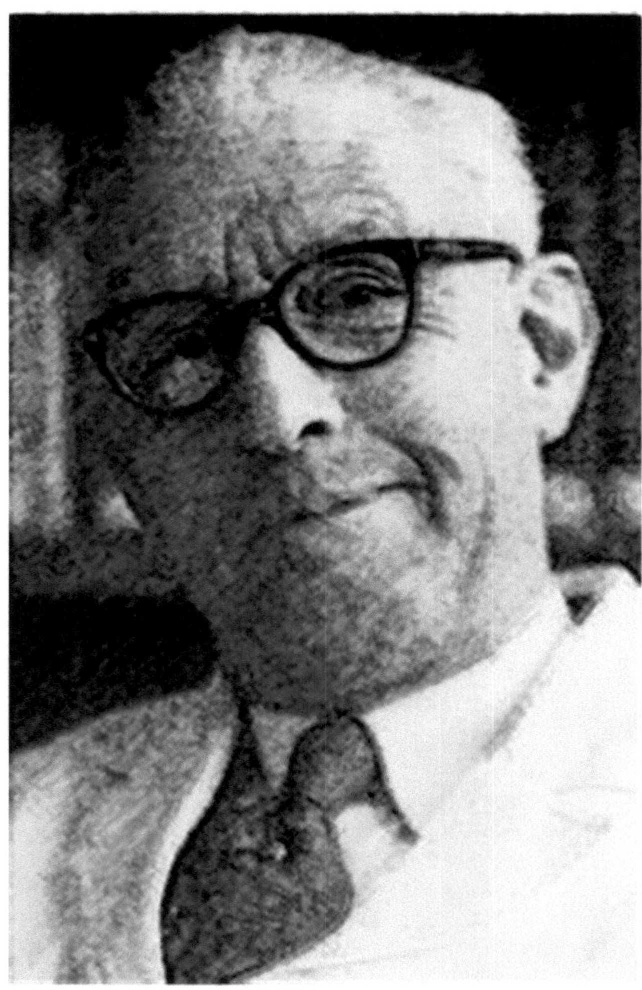

Figura-1H: Guido Fanconi (1 de janeiro de 1892-10 de outubro de 1979), pediatra suíço

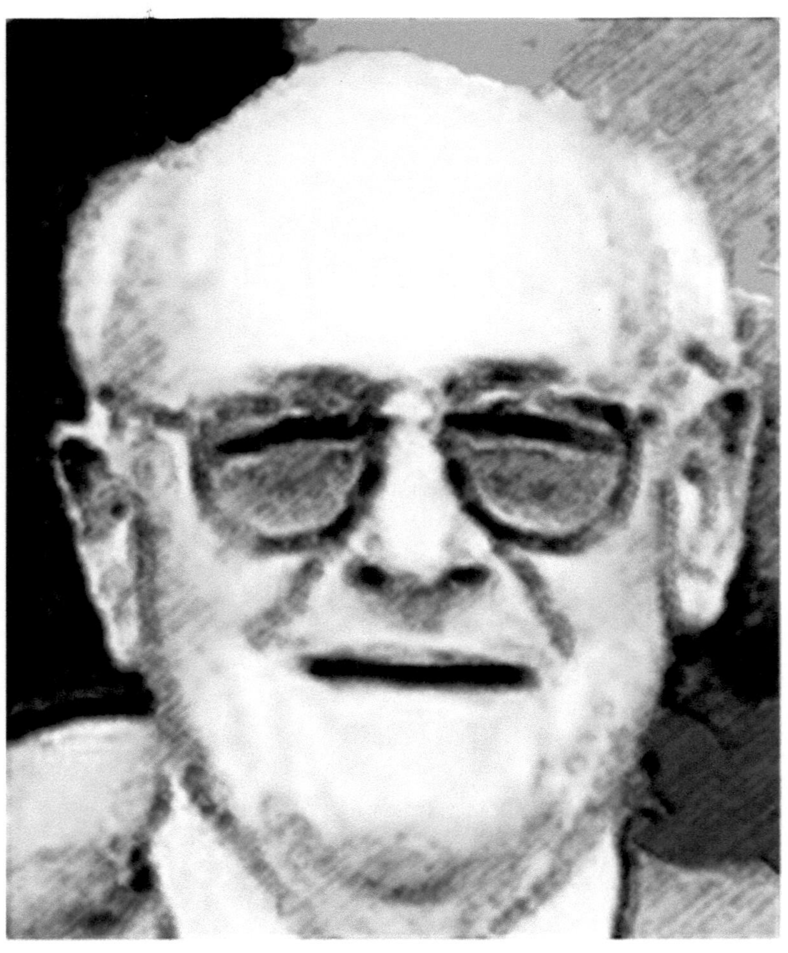

Figura-1I: Charles Upton Lowe (24 de agosto de 1921 - 9 de fevereiro de 2012), pediatra americano

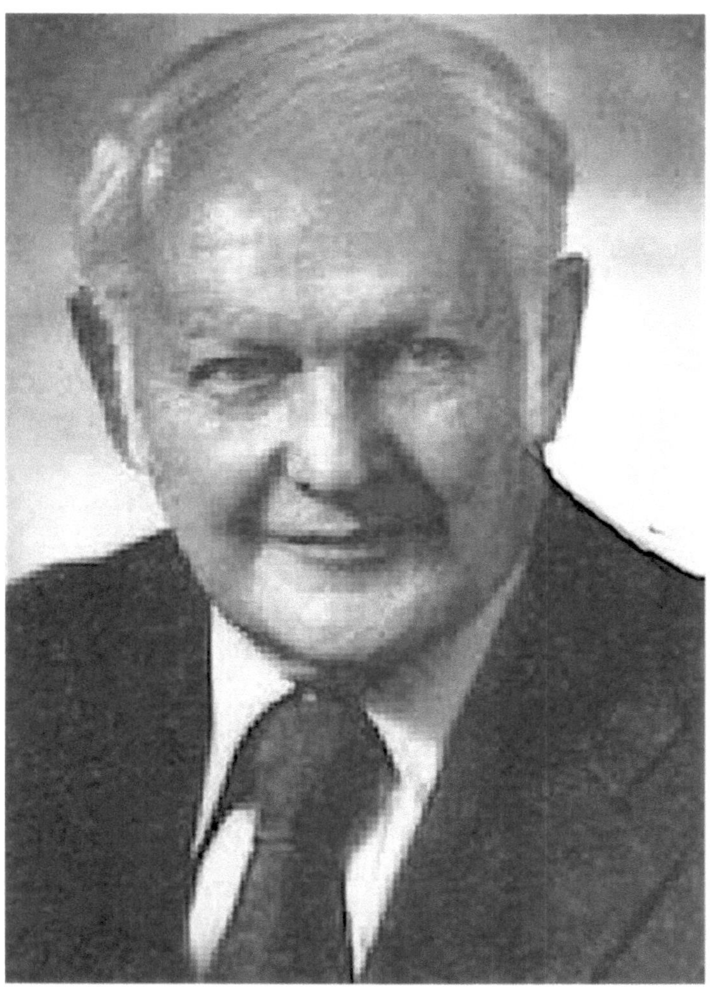

Figura-1J: Frederic Crosby Bartter (10 de setembro de 1914 - 5 de maio de 1983) foi um endocrinologista americano

A bibliometria é a análise de publicações académicas, incluindo a análise de citações, com o objetivo de determinar o impacto ou a influência dos artigos e do académico que os escreveu.

Cada vez mais, as avaliações bibliométricas são utilizadas para avaliar a produtividade científica dos líderes académicos em várias disciplinas médicas.

Este estudo centra-se na utilização da bibliometria, em particular o índice H calculado através da análise de citações do Google Scholar, para identificar líderes académicos em nefrologia pediátrica clínica.

O índice H calculado pela ferramenta de análise de citações do Google Scholar é uma das ferramentas mais importantes para a avaliação da liderança académica de um médico através da medição da influência da sua produtividade académica, e esta medida é realizada principalmente através da análise de citações dos artigos publicados em revistas.

O Google Scholar é a ferramenta mais utilizada para a análise de citações, e pode pesquisar em linha uma análise de citações académicas e o índice H neste sítio Web (ligação abaixo) [17-21].

https://scholar.google.com/citations?view_op=search_authors

MATERIAIS E MÉTODOS / RESULTADOS

Materiais e métodos

Mais de 1000 perfis do Google Scholar Citation foram analisados em junho de 2024 para identificar nefrologistas pediátricos clínicos de elite de 182 países em desenvolvimento com um índice H de 20 ou superior. A pesquisa visava fornecer uma visão abrangente da distribuição global da liderança académica neste campo especializado no mundo em desenvolvimento.

Resultados

Em maio e junho, foram identificados nefrologistas clínicos pediátricos notáveis com índices H iguais ou superiores a 20 em três países, incluindo Aamir Jalal Al-Mosawi (Figura-2A) do Iraque (índice H 23) [22], Neamatollah Ataei (Figura-2B), do Irão (índice H 21) [23], Mohammad Hossein Fallahzadeh (Figura-2C), do Irão (índice H 20) [24], e Wasiu A Olowu (Figura-2D), da Nigéria (índice H 20) [25].

Além disso, vários países ostentavam nefrologistas pediátricos com índices H de 10 ou mais, indicativos de um impacto académico significativo; incluindo Girish C Bhatt (Figura-3A) da Índia (índice H 16) [26], Marcelo de Sousa Tavares (Figura-3B) do Brasil (índice H 13) [27], Domonkos Pap (Figura-3C) da Hungria (índice H 12) [28], e Seha Saygılı (Figura-3D) da Turquia (índice H 12) [29].

Por outro lado, alguns países tinham perfis com índices H mais baixos, enquanto outros não tinham perfis de psiquiatras pediátricos.

Havia um perfil de psiquiatra pediátrico com um índice H de 7 ou inferior a 7 de seis países, incluindo Bangladesh, Israel, Japão, Coreia do Sul e Suécia, Sri Lanka.

Não havia nenhum perfil de nefrologista pediátrico para muitos países do mundo, incluindo Afeganistão, Albânia, Argélia, Andorra, Angola, Antígua e Barbuda, Argentina, Arménia, Áustria, Azerbaijão, Bahamas, Barém, Barbados, Bielorrússia, Bélgica, Belize, Benim, Butão, Bolívia, Bósnia e Herzegovina, Botsuana, Brunei, Bulgária, Burkina Faso, Burundi, Cabo Verde, Camboja, Camarões, República Centro-Africana, Chade, Chile, China, Colômbia, Comores, República Democrática do Congo, República do

Congo, Costa Rica, Costa do Marfim, Croácia, Cuba, Chipre, República Checa, Dinamarca, Jibuti, Domínica, República Dominicana, Equador, Egipto, El Salvador, Guiné Equatorial, Eritreia, Estónia, Essuatíni, Etiópia, Fiji, Finlândia, Gabão, Gâmbia, Geórgia, Gana, Grécia, Granada, Guatemala, Guiné, Guiné-Bissau, Guiana, Haiti, Honduras, Islândia, Indonésia, Jamaica, Jordânia, Cazaquistão, Quénia, Quiribati, Kuwait, Quirguizistão, Laos, Letónia, Lesoto, Libéria, Líbia, Liechtenstein, Lituânia, Luxemburgo, Madagáscar, Malavi, Malásia, Maldivas, Mali, Malta, Ilhas Marshall, Mauritânia, Maurícia, México, Micronésia, Moldávia, Mónaco, Mongólia, Montenegro, Marrocos, Moçambique, Myanmar, Namíbia, Nauru, Nepal, Países Baixos, Nova Zelândia, Nicarágua, Níger, Coreia do Norte, Macedónia, Noruega, Omã, Paquistão, Palau, Palestina, Panamá, Papuásia-Nova Guiné, Paraguai, Peru, Filipinas, Polónia, Portugal, Qatar, Roménia, Rússia, Ruanda, São Cristóvão e Nevis, Santa Lúcia, São Vicente e Granadinas, Samoa, São Marino, São Tomé e Príncipe, Arábia Saudita, Senegal, Sérvia, Seicheles, Serra Leoa, Singapura, Eslováquia, Eslovénia, Ilhas Salomão, Somália, África do Sul, Sudão do Sul, Sudão, Suriname, Síria, Tajiquistão, Tanzânia, Tailândia, Togo, Tonga, Trindade e Tobago, Turquemenistão, Tuvalu, Uganda, Ucrânia, Emirados Árabes Unidos, Uruguai, Usbequistão, Vanuatu, Venezuela, Vietname, Iémen, Zâmbia, Zimbabué.

Esta análise bibliométrica lança luz sobre a distribuição da liderança académica em nefrologia pediátrica clínica a nível mundial.

A identificação de nefrologistas pediátricos de elite sublinha a importância dos seus contributos para a área. No entanto, os diferentes níveis de impacto académico nas diferentes regiões realçam as oportunidades de investigação e colaboração adicionais para aumentar a produtividade académica e a divulgação de conhecimentos.

Ao tirar partido de ferramentas bibliométricas como o índice H, as partes interessadas podem compreender melhor e apoiar os líderes académicos no avanço dos cuidados e da investigação em nefrologia pediátrica a uma escala global.

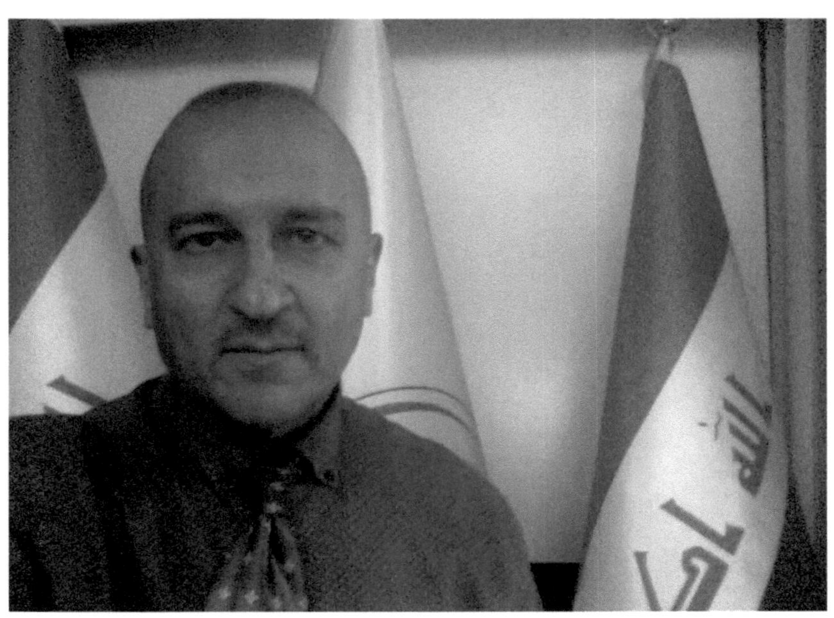

Figura-2A: Aamir Jalal Al-Mosawi do Iraque (índice H 23)

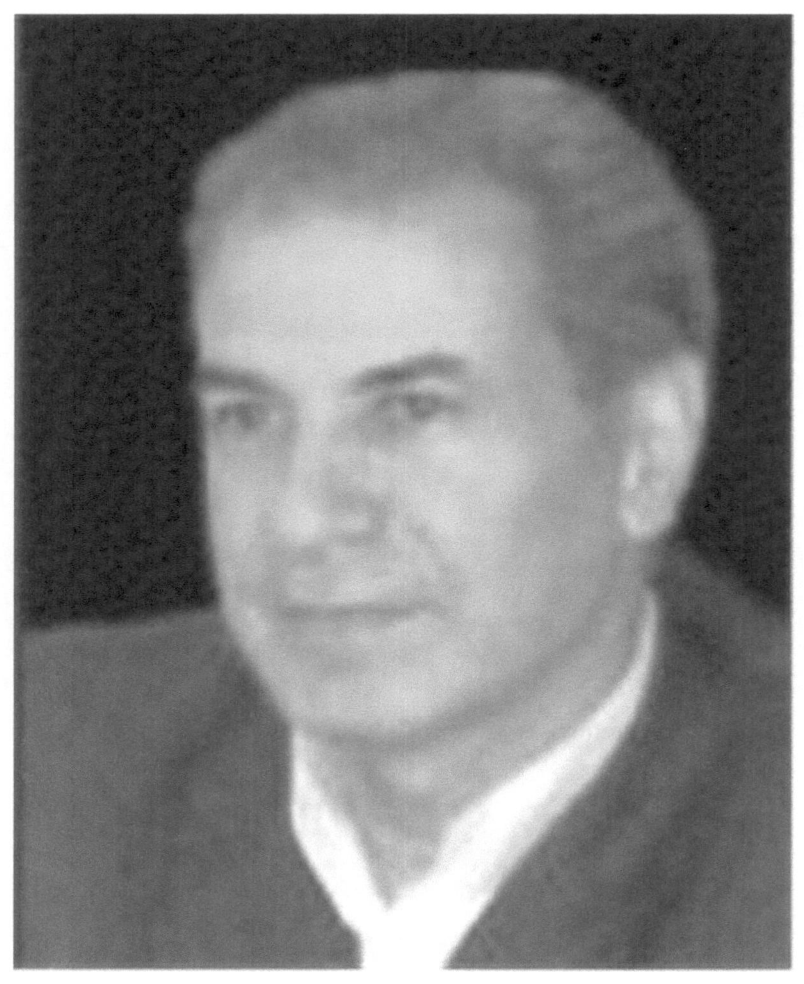

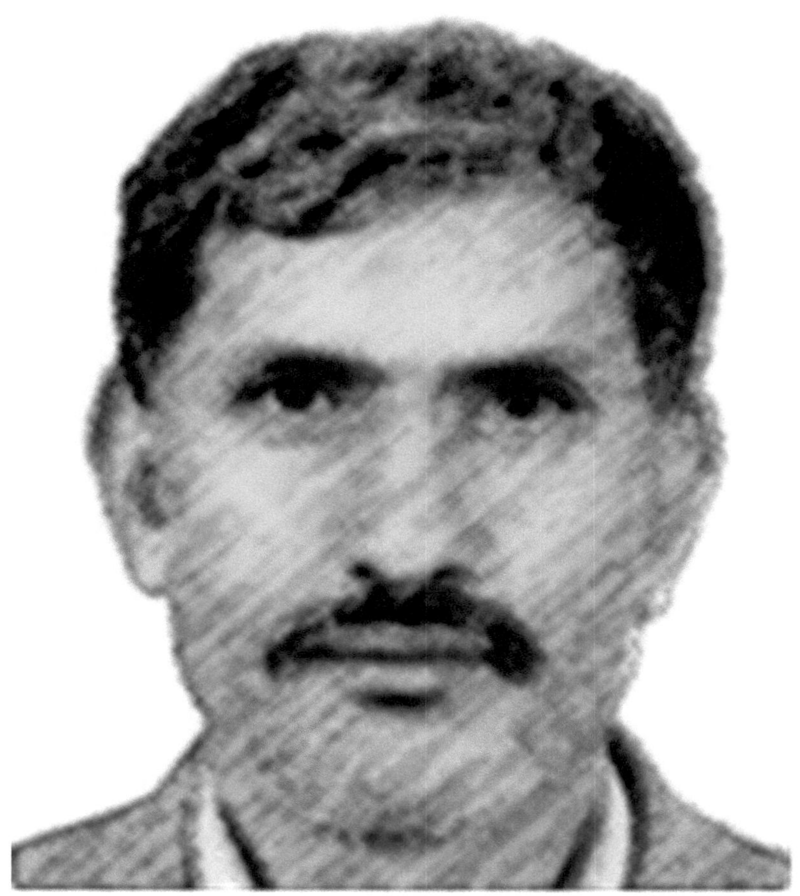

Figura-2C: Mohammad Hossein Fallahzadeh do Irão (índice H 20)

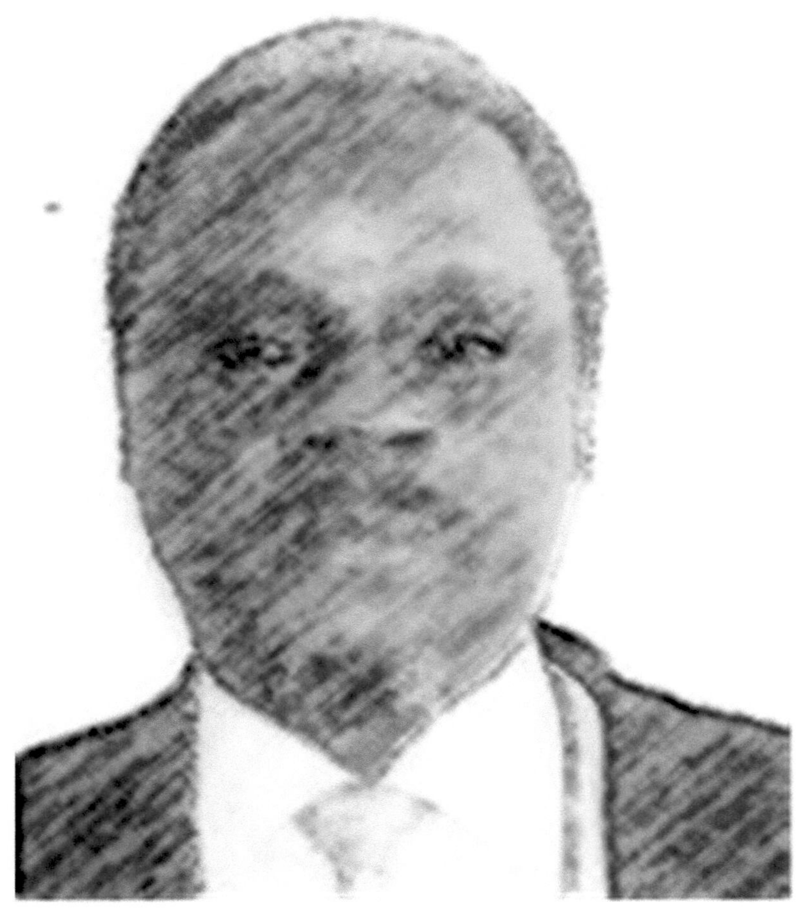

Figura-2D: Wasiu A Olowu, da Nigéria (índice H 20

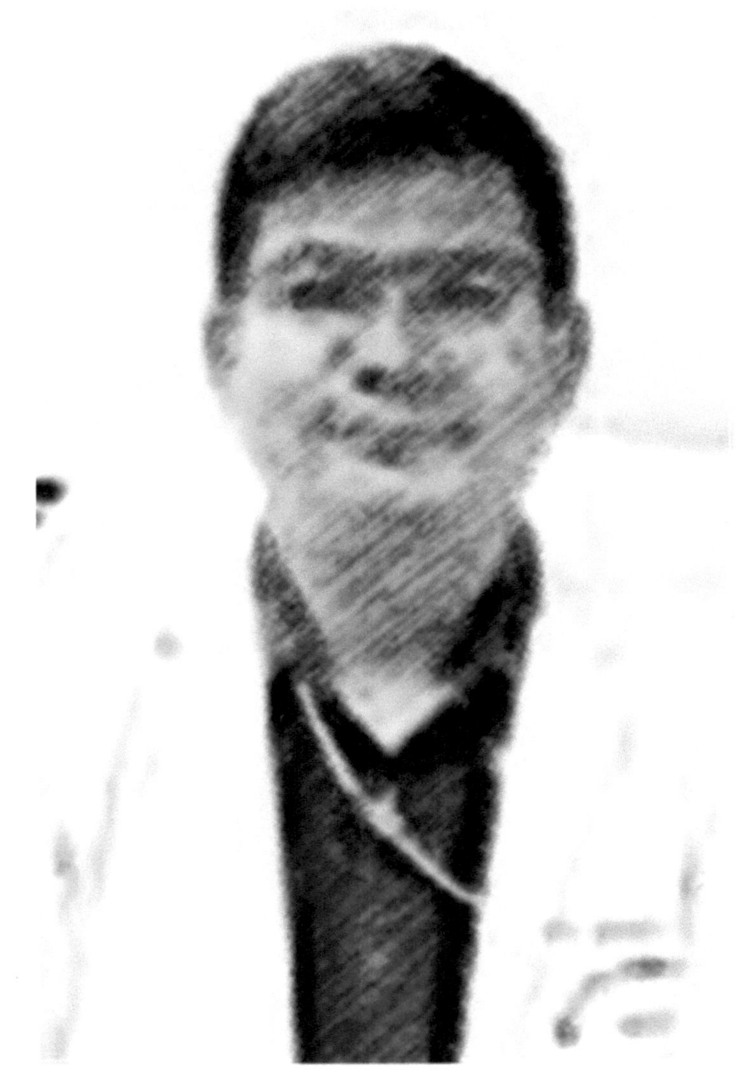

Figura-3A: Girish C Bhatt da Índia (índice H 16)

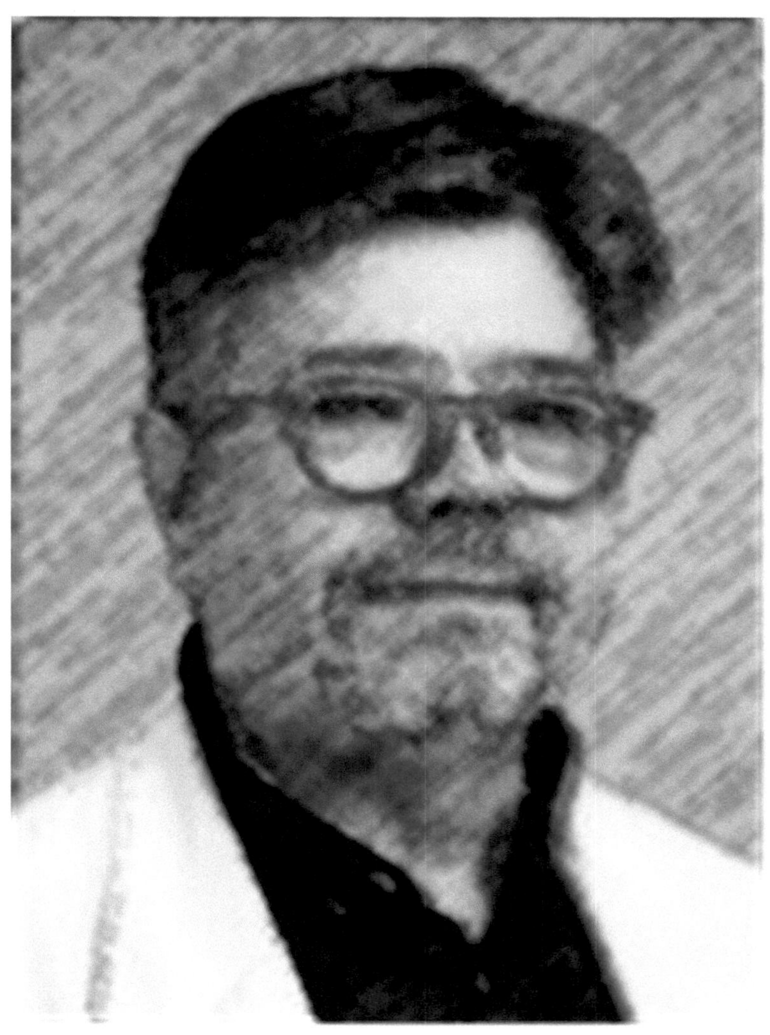

Figura-3B: Marcelo de Sousa Tavares do Brasil (índice H 13)

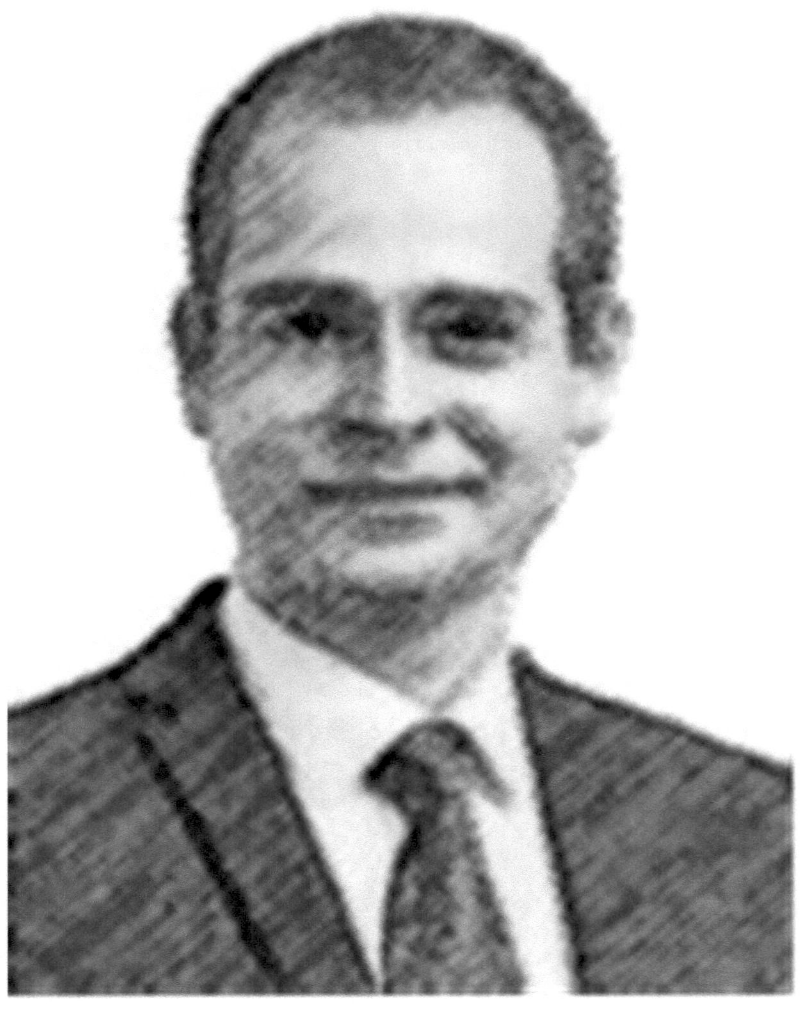

Figura-3C: Domonkos Pap da Hungria (índice H 12)

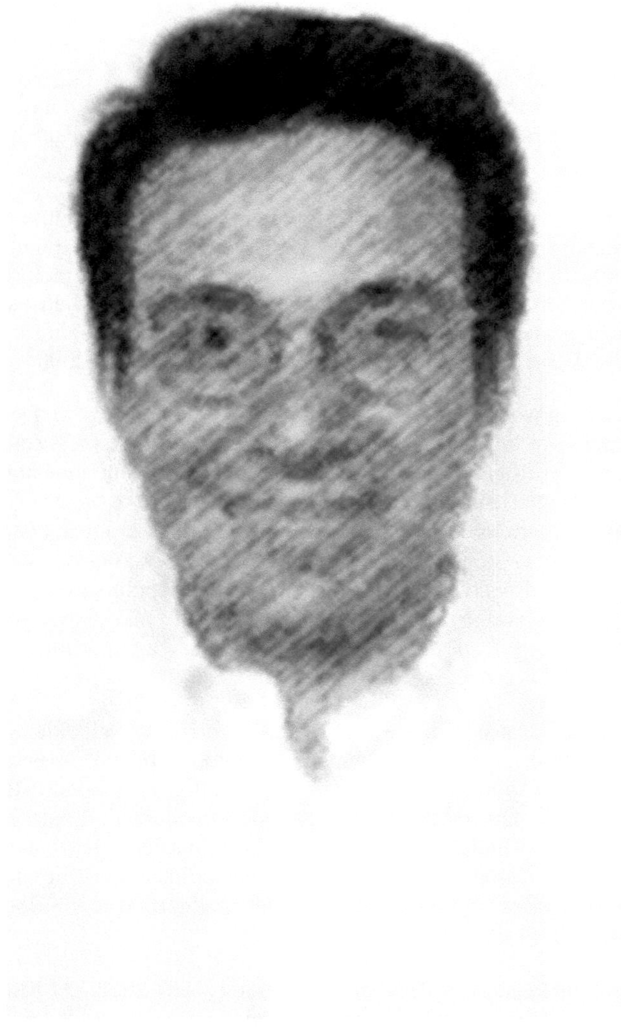

Figura-3D: Seha Saygılı da Turquia (índice H 12)

DISCUSSÃO

Este estudo revelou nefrologistas clínicos pediátricos notáveis com índices H de 20 ou mais de três países, incluindo Aamir Jalal Al-Mosawi do Iraque (índice H 23).

O trabalho pioneiro de Aamir Jalal Al-Mosawi em nefrologia pediátrica teve um impacto transformador no diagnóstico, gestão e resultados do tratamento de doenças renais e urológicas em crianças. Com o objetivo de melhorar a compreensão das várias condições que afectam a saúde renal pediátrica, Al-Mosawi criou a primeira clínica e enfermaria de nefrologia pediátrica no Hospital Universitário de Al-Kadhimiyia no início da década de 2000.

As contribuições inovadoras de Aamir Jalal Al-Mosawi para a nefrologia pediátrica tiveram um impacto significativo na compreensão e na gestão das doenças renais e urológicas das crianças iraquianas. A sua investigação seminal, que abrangeu mais de duas décadas, destacou os seus estudos pioneiros sobre glomerulonefrite aguda, insuficiência renal crónica, cistinose nefropática, anomalias oculares na insuficiência renal crónica, doenças tubulares renais, raquitismo renal, urolitíase, síndrome óculo-cérebro-renal, síndrome nefrótica congénita, bexiga neurogénica não neurogénica, criptorquidismo, postite, anomalias renais congénitas e síndromes raras associadas a anomalias renais.

As investigações exaustivas de Al-Mosawi não só elucidaram a epidemiologia e a etiologia destas doenças, como também forneceram informações valiosas sobre as suas manifestações clínicas, modalidades de diagnóstico e abordagens terapêuticas baseadas em provas. A sua busca incessante de excelência em nefrologia pediátrica fez avançar significativamente o campo, moldando a prática clínica e melhorando a qualidade dos cuidados prestados aos doentes pediátricos com doenças renais e urológicas no Iraque e não só [30-51].

No seu estudo publicado na Pediatric Nephrology em 2002, Al-Mosawi investigou o padrão de glomerulonefrite aguda em crianças iraquianas, lançando luz sobre a epidemiologia e a apresentação clínica desta doença. Ao elucidar as características e os resultados da glomerulonefrite aguda na população pediátrica, a investigação de Al-Mosawi informou a prática clínica e orientou as intervenções terapêuticas [30].

Os esforços de investigação de Al-Mosawi estenderam-se à insuficiência renal crónica em crianças iraquianas, como evidenciado pelos seus estudos publicados, incluindo o estudo publicado na Pediatric Nephrology em 2002. Ao elucidar a etiologia e os factores subjacentes que contribuem para a insuficiência renal crónica, Al-Mosawi forneceu informações valiosas sobre a gestão e a prevenção desta doença debilitante, melhorando assim o prognóstico a longo prazo para as crianças afectadas [31,32,34,35[.

Em 2006, realizou um estudo com o objetivo de esclarecer a ocorrência de cistinose nefropática entre as crianças no Iraque. Espera-se que o artigo tenha fornecido informações valiosas sobre a prevalência e as características da cistinose nefropática entre as crianças iraquianas, contribuindo para uma compreensão mais ampla desta doença genética rara e facilitando melhores cuidados de saúde para os indivíduos afectados [35].

No seu estudo publicado no The Open Urology & Nephrology Journal em 2010, Al-Mosawi explorou o padrão de anomalias oculares em crianças com insuficiência renal crónica. Ao destacar as manifestações oculares da insuficiência renal, Al-Mosawi sublinhou a importância dos cuidados multidisciplinares e da avaliação abrangente na gestão de doentes pediátricos com doença renal crónica [36].

As contribuições de Al-Mosawi para a compreensão dos distúrbios tubulares renais e raquitismo renal são evidentes nas suas publicações em Pediatric Oncall and Therapy (Clinical Practice). Através da sua investigação, Al-Mosawi identificou novas associações e abordagens terapêuticas para doenças como a hiperuricosúria idiopática, a hipercalciúria e a doença renal infantil dos cálculos, bem como o raquitismo refratário resistente à vitamina D. Seus conhecimentos inovadores expandiram o arsenal de opções de tratamento para esses distúrbios complexos, oferecendo esperança aos pacientes pediátricos e suas famílias [37, 38, 39].

O repertório de investigação de Al-Mosawi também abrangeu síndromes raras, como a síndrome óculo-cérebro-renal, como evidenciado pela sua publicação no Journal of Pediatric Neurology [40].

Além disso, os seus estudos sobre urolitíase infantil bilateral progressiva de etiologia rara forneceram informações valiosas sobre o diagnóstico por imagem e recomendações terapêuticas baseadas na evidência para doentes pediátricos com urolitíase [41].

O trabalho de Al-Mosawi sobre a síndrome nefrótica congénita lança luz sobre casos complexos, como o tipo finlandês com formação em crescente. Através de uma investigação meticulosa e avaliações ultra-sonográficas, ele forneceu informações valiosas sobre o diagnóstico e a gestão desta condição desafiadora, enriquecendo a compreensão dos nefrologistas pediátricos em todo o mundo [42].

A exploração por Al-Mosawi da bexiga neurogénica não neurogénica em bebés significa o seu empenho em desvendar anomalias urológicas pouco comuns mas clinicamente significativas. A sua identificação e discussão desta patologia não só contribui para a precisão do diagnóstico, como também leva a mais investigação sobre os seus mecanismos subjacentes e intervenções terapêuticas [43].

Através de pesquisas epidemiológicas e revisões educacionais, Al-Mosawi aborda a prevalência de criptorquidia em crianças iraquianas em idade escolar, enfatizando a importância da deteção e intervenção precoces. A sua abordagem abrangente não só aumenta a consciencialização, mas também sublinha a necessidade de esforços concertados nos cuidados urológicos pediátricos [44].

A documentação de Al-Mosawi sobre a postite em crianças circuncidadas realça as suas observações clínicas perspicazes e a sua dedicação à expansão da literatura sobre urologia pediátrica. Ao chamar a atenção para esta condição anteriormente não relatada, ele contribui para uma melhor precisão de diagnóstico e estratégias de gestão adaptadas [45].

A descoberta de Al-Mosawi de rins pélvicos ectópicos bilaterais e a sua associação com hemangioma hepático, e a descrição do caso quarenta e um de ectopia renal cruzada não fundida sublinharam a sua proficiência no reconhecimento de variações anatómicas raras e as suas implicações clínicas. As suas descobertas alargam o espetro das anomalias renais, orientando os clínicos na avaliação e cuidados abrangentes dos doentes [46, 47].

A identificação por Al-Mosawi da hipoplasia renal unilateral não-sindrómica autossómica dominante contribui para a expansão do conhecimento das doenças do desenvolvimento renal. Ao delinear a base genética dessa condição, ele facilita o aconselhamento genético e ressalta a importância do rastreamento familiar [48].

O relatório de Al-Mosawi sobre a ocorrência de hipoplasia renal unilateral não sindrómica e aplasia unilateral em irmãos destaca a predisposição familiar para anomalias renais. As suas observações sublinham a etiologia multifatorial dos distúrbios do desenvolvimento renal, levando a uma investigação mais aprofundada dos factores genéticos e ambientais [49].

A identificação por Al-Mosawi da síndrome de Coffin-Siris num doente com ausência de rim sublinha a intersecção entre a genética e as anomalias renais. O seu relato de caso enriquece a compreensão das síndromes raras associadas a anomalias renais, facilitando o reconhecimento precoce e a gestão multidisciplinar [50].

A contribuição de Al-Mosawi para aumentar a sensibilização para a síndrome de Mostyn Embrey através da documentação da agenesia renal unilateral realça o seu empenho na divulgação de conhecimentos e no reforço do reconhecimento clínico de doenças genéticas raras. Os seus esforços permitem um diagnóstico precoce e intervenções adaptadas aos indivíduos afectados [51].

As contribuições pioneiras de Aamir Jalal Al-Mosawi para a nefrologia pediátrica abrangem um vasto espetro de doenças renais e urológicas, desde a síndrome nefrótica congénita a síndromes raras associadas a anomalias renais. Através da sua investigação inovadora, perspicácia clínica e dedicação aos cuidados dos doentes, fez avançar significativamente este campo, deixando um impacto duradouro na nefrologia pediátrica no Iraque e não só [30-51].

O percurso inicial do Dr. Al-Mosawi no domínio da nefrologia pediátrica começou com um fervoroso empenho em desvendar as complexidades das doenças renais que afectam as crianças. O seu empenho no avanço da nefrologia pediátrica é evidente no seu trabalho seminal sobre o tratamento da insuficiência renal crónica infantil com goma de acácia e uma dieta pobre em proteínas, que abriu caminho ao aparecimento do conceito de diálise intestinal.

A diálise intestinal, iniciada pelo Dr. Aamir Jalal Al-Mosawi, é uma abordagem terapêutica inovadora para o tratamento da insuficiência renal crónica. Utiliza a suplementação com goma de acácia para facilitar a diálise no trato intestinal, oferecendo uma alternativa menos invasiva aos métodos convencionais.

A investigação de Al-Mosawi tem demonstrado resultados promissores, particularmente em doentes pediátricos com doença renal em fase terminal. Os recentes avanços na tecnologia de diálise intestinal aumentaram ainda mais a sua utilidade clínica, com estudos que destacam a sua implementação prática e implicações nutricionais. Através de uma documentação meticulosa de estudos de caso, Al-Mosawi sublinhou as diversas aplicações da diálise intestinal e o seu potencial para melhorar a saúde renal global. Em resumo, a diálise intestinal representa um avanço transformador nos cuidados renais, oferecendo esperança aos doentes de todo o mundo que lutam com o fardo da insuficiência renal crónica [52-67].

Aamir Jalal Al-Mosawi deu passos significativos para revolucionar o panorama do tratamento da urolitíase, particularmente em casos pediátricos. Através de investigação extensiva e inovação clínica, Al-Mosawi introduziu novas abordagens terapêuticas que têm o potencial de transformar a gestão desta doença.

Uma das contribuições dignas de nota de Al-Mosawi é a sua exploração do papel adjuvante dos terpenos de óleos essenciais no tratamento da urolitíase infantil. Os seus estudos lançam luz sobre os potenciais benefícios dos terpenos de óleos essenciais no alívio dos sintomas e complicações associados à urolitíase. Ao elucidar os mecanismos subjacentes aos efeitos terapêuticos destes compostos, Al-Mosawi abriu novas vias para o desenvolvimento de tratamentos complementares para esta doença.

Para além da sua investigação sobre os terpenos dos óleos essenciais, Al-Mosawi também identificou novas associações e abordagens terapêuticas para a hiperuricosúria idiopática, a hipercalciúria e a doença renal infantil. Através das suas investigações, expandiu a nossa compreensão da fisiopatologia subjacente a estas condições e propôs estratégias inovadoras para a sua gestão. As suas descobertas não só fizeram avançar a prática clínica, como também deram esperança aos doentes que lutam com estas doenças difíceis.

Além disso, o trabalho de Al-Mosawi estende-se para além do domínio das publicações de investigação tradicionais. As suas contribuições para livros didácticos, como "Recent Progress in Medicinal Plants", destacam a importância dos terpenos dos óleos essenciais das plantas nas doenças renais, consolidando a sua experiência neste domínio e divulgando o conhecimento a um público mais vasto de profissionais de saúde e investigadores.

Além disso, o empenho de Al-Mosawi em partilhar recomendações terapêuticas baseadas em provas é evidente na sua publicação "Progressive Bilateral Childhood Urolithiasis of Rare Etiology: Imagens de ultrassom e recomendações terapêuticas baseadas em evidências". Este recurso abrangente não só apresenta imagens de ultrassom atraentes, mas também fornece informações valiosas sobre o tratamento de uma forma rara de urolitíase infantil, ressaltando sua dedicação ao avanço do atendimento ao paciente por meio de pesquisa rigorosa e experiência clínica.

As contribuições de Aamir Jalal Al-Mosawi para o tratamento da urolitíase são verdadeiramente pioneiras. A sua investigação inovadora, associada ao seu empenho na prática baseada em provas e na divulgação de conhecimentos, enriqueceu significativamente a nossa compreensão desta doença complexa e tem o potencial de melhorar a vida de inúmeros indivíduos afectados pela urolitíase. À medida que continuamos a lidar com os desafios colocados por esta doença, o trabalho de Al-Mosawi serve como um farol de esperança, inspirando as futuras gerações de clínicos e investigadores a ultrapassar os limites da ciência médica na procura de melhores tratamentos e resultados para os doentes com urolitíase [38,41,68,.69.70].

CONCLUSÃO

Este estudo sublinha a evolução histórica da nefrologia pediátrica e a utilização contemporânea da bibliometria para identificar os líderes académicos nesta área. Os resultados destacam tanto as realizações como as lacunas na liderança académica em diferentes países, salientando a necessidade de esforços contínuos para melhorar a compreensão e a gestão das doenças renais infantis em todo o mundo. Ao reconhecer e apoiar os líderes académicos, particularmente nos países em desenvolvimento, os avanços na nefrologia pediátrica podem ser ainda mais impulsionados, conduzindo, em última análise, a melhores terapias e resultados para os jovens doentes com doenças renais.

Este estudo revelou nefrologistas clínicos pediátricos notáveis com índices H de 20 ou mais de três países, incluindo Aamir Jalal Al-Mosawi do Iraque (índice H 23).

Aamir Jalal Al-Mosawi é uma figura proeminente no domínio da nefrologia pediátrica, particularmente no Iraque, onde liderou avanços e descobertas significativas. As contribuições pioneiras de Aamir Jalal Al-Mosawi para a nefrologia pediátrica fizeram avançar significativamente o campo, abrangendo investigações epidemiológicas, elucidações etiológicas, caracterizações clínicas e inovações terapêuticas.

A diálise intestinal, uma nova abordagem terapêutica na gestão da insuficiência renal crónica, surgiu como uma via promissora nos cuidados renais. Liderada pelo trabalho pioneiro do Dr. Aamir Jalal Al-Mosawi, esta técnica inovadora utiliza a suplementação de goma de acácia para facilitar a diálise intestinal, oferecendo um vislumbre de esperança aos pacientes em ambientes com recursos limitados.

Ao estabelecer uma base sólida de conhecimentos e práticas baseadas em evidências, Al-Mosawi não só melhorou o padrão de cuidados para pacientes renais pediátricos no Iraque, mas também contribuiu para o discurso global sobre nefrologia pediátrica. O seu empenho inabalável na excelência serve de inspiração para as futuras gerações de clínicos e investigadores dedicados a melhorar a saúde renal pediátrica em todo o mundo.

DEDICAÇÃO

Este livro é dedicado a Ira Greifer (Figura-4A), um pioneiro da nefrologia pediátrica dos Estados Unidos e secretário-geral da Associação Internacional de Nefrologia Pediátrica (IPNA), que me incentivou a tornar-me membro da IPNA e a publicar os meus primeiros trabalhos na Pediatric Nephrology, a revista da IPNA. A Figura 5 mostra a carta de Ira Greifer.

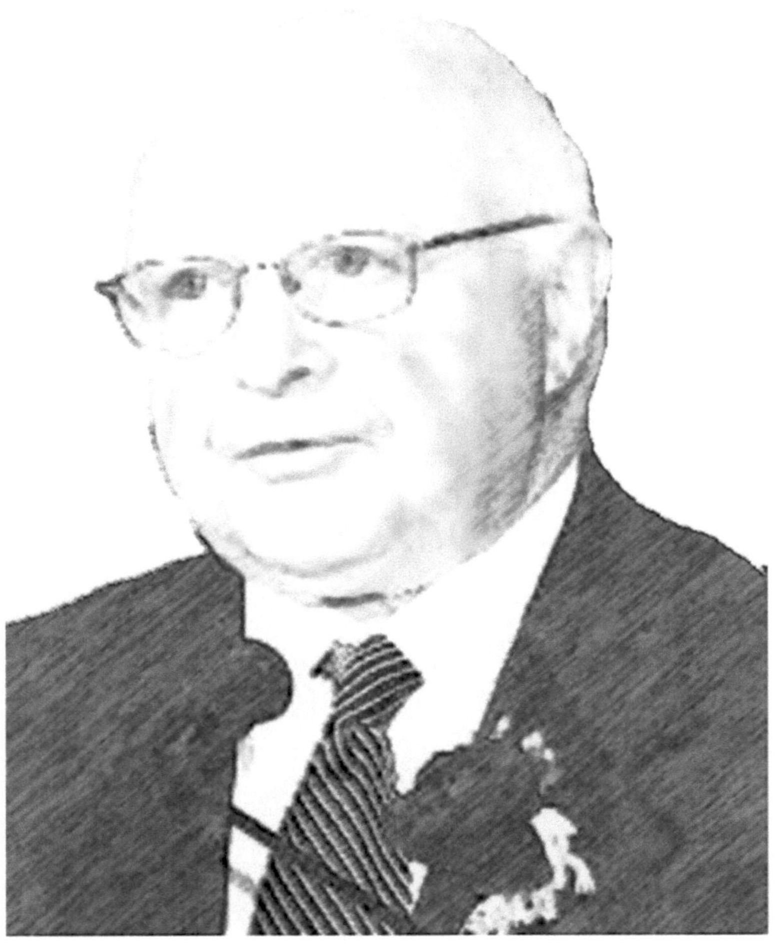

Figura-4A: Ira Greifer, um pioneiro da nefrologia pediátrica dos Estados Unidos

Secretary General's Office
c/o Ira Greifer, M.D.
Montefiore Medical Center
111 East 210th Street
Bronx, New York 10467, U.S.A.
Tel: (718) 655-1120
FAX# (718) 652-3136
Membership & Administration
IPNA c/o Lisa Pagliaro
392 River Road
Shelton, Connecticut 06484, U.S.A.

August 15, 2000

Secretary General
Ira Greifer, M.D., USA

Treasurer
Mathias Brandis, M.D., Germany

Assistant Secretaries
Carmelo A. Alfiler, M.D., ASPN
Ellis Avner, M.D., ASPN
John Burke, M.D., ANZPNA
Jose Grunberg, M.D., ALANEPE
Kate Verrier-Jones, M.D., ESPN
Norishige Yoshikawa, M.D., JSPN

Councillors
Eileen Brewer, M.D., USA
*Michel Broyer, M.D., France
*Russell W. Chesney, M.D., USA
Robert Chevalier, M.D., USA
Allison Eddy, M.D., Canada
Aaron Friedman, M.D., USA
Paul Goodyer, M.D., Canada
Jean-Pierre Guignard, M.D., Switzerland
Christer Holmberg, M.D., Finland
Takashi Igarashi, M.D., Japan
Laszlo Kovacs, M.D., Slovak Republic
Chantal Loirat, M.D., France
Leo Monnens, M.D., The Netherlands
Elena Panchenko, M.D., Russia
Heloisa Cattini Perrone, M.D., Brazil
Kishore Phadke, M.D., India
Lesley Rees, M.D., UK
Horacio Repetto, M.D., Argentina
Isidro B. Salusky, M.D., USA
Nelson Orta-Sibu, M.D., Venezuela
F. Bruder Stapleton, M.D., USA
Sandra Watkins, M.D., USA
Ji-yun Yang, M.D., China

Honorary Members
Gavin Arneil, M.D.
Henry L. Barnett, M.D.
Martin Barratt, M.D.
+Hayim Boichis, M.D.
*Johannes Brodehl, M.D.
+Carlos Gianantonio, M.D.
Gustavo Gordillo-Paniagu, M.D.
Renee Habib, M.D.
Niilo Hallman, M.D.
Malcolm Holliday, M.D.
Teruo Kitagawa, M.D.
+Kwang Wook Ko, M.D.
Osamu Kobayashi, M.D.
David McCredie, M.D.
+Jack Metcoff, M.D.
Katsuyoshi Murakami, M.D.
+Pierre Royer, M.D.
Karl Scharer, M.D.
+Antonio Torrado, M.D.
Clark West, M.D.
R. H. R. White, M.D.
Jan Winberg, M.D.

*Ex-Officio
+Deceased

Dr. Aamir Jalal
Univ. Hosp. of Saddams
College of Medicine
(Al-Kadhimiyia Teaching Hosp.)
Dept. of Pediatrics - 5th Fl.
Al-Kadhimiyia - Baghdad
Iraq

Dear Dr.

I was very pleased to receive your letter and know that you are working very hard to bring the benefit of modern knowledge, techniques and treatment to children in your country with Kidney and Urologic problems.

As you stated, it is most difficult to treat children exactly the way one wishes in many countries of the world because of lack of national resources, and I was glad to learn how hard you work at bringing this possibility to all the children.

I was most fascinated by your use of gum Arabic in children with chronic renal failure, in an attempt to promote a low protein diet. With this experience and your general experience with acute glomerular nephritis in Iraqi children, should be considered for publication in our Journal **"Pediatric Nephrology"**, if it was presented for review to our editors.

Attached is an application for membership in the **International Pediatric Nephrology Association**, and also for a subscription to the Journal **"Pediatric Nephrology"**, which is published 12 times a year.

I would be interested to know if there is a Pediatric Nephrology Club or working group in your country, and could you possibly be in touch with those colleagues who are considered Pediatric Nephrologists in your country, so as to make them members of this International Society, receive the Journal and be up-to-date on the latest approaches to the problems in Kidney and Urologic Disease of children and adolescents.

Figura-5A: Carta de Ira Greifer a Aamir Jalal Al-Mosawi

Dr. Jawad
Page 2

I would be most supportive of helping you become
members, by subsidizing the membership of you and your
colleagues for a short period of time.

Also, I am looking forward to the continuing
development of the **Pan Arab Pediatric Nephrology
Association (PAPNA)**, whose next meeting will take place
in Riyadh in the middle of **November, 2000**.

Looking forward to hearing from you.

Sincerely,

Ira Greifer M.D.
Professor of Pediatrics & Nephrology
Montefiore Medical Center/Albert
Einstein College of Medicine

IG:eg

enclosure

Figura-5B: Carta de Ira Greifer a Aamir Jalal Al-Mosawi

AVISO DE RECEPÇÃO

Algumas das figuras deste livro foram incluídas em publicações de autores anteriores, mas o autor detém os seus direitos de cópia.

O autor detém o direito de cópia de todos os esboços incluídos neste livro.

REFERÊNCIAS

1-Roelans C. Liber de Aegritudinibus Infantium. München: Verl. der Mu"nchner Dr. (1484).

2-Zwinger T. Anasarca puerorum. In: Basel E, Thurnis JR. Editores. Paedioatreia Pract Curationem Puerorumque Morborum Puerilium etc 1974; 5: 659-66.

3-Lyttle JD. The Treatment of Acute Glomerulonephritis in Children (O Tratamento da Glomerulonefrite Aguda em Crianças). Bull N Y Acad Med 1938 Apr; 14(4):212-21.

4-Abderhalden E. Familiare cystindiathese. Z Physiol Chem 1903; 38: 557-61.

5-Lignac GOE. Uber storung des cystinstoffwechsels bei kindern. Deutsch Arch Klin Med 1924; 145: 139-50.

6-De Toni G. Observações sobre as relações entre raquitismo renal (nanismo renal) e diabetes renal. Ata Paediatr. 1933; 16: 479-84.

7-Debré R, Marie J, Cleret F, Messimy R. Rachitisme tardif coexistant avec une nephrite chronique et une glycosurie. Arch Med Enfants. 1934; 37: 597-606.

8-Fanconi G. Der fruhinfantile nephrotisch-glycosurische zwergwuchs mit hypophosphatamischer rachitis. Jahrb Kinderheilk. 1936; 147: 299-304.

9-Debre R. Le syndrome du diabète rénal avec rachitisme ostéomalacique incurable et troubles du développement chez l'enfant [Síndrome do diabetes renal com raquitismo osteoalácico incurável e distúrbios do desenvolvimento em crianças]. Osterr Z Kinderheilkd Kinderfuersorge 1949;3 (1-2):9-16 [Artigo em francês].

10-Lowe CU, Terrey M, MacLachlan ea. Acidúria orgânica, diminuição da produção renal de amoníaco, hidroftalmia e atraso mental; uma entidade clínica. AMA Am J Dis Child 1952 Feb; 83(2):164-84. Doi: 10.1001/ archpedi.1952.02040060030004.

11-Bartter FC, Pronove P, Gill JR Jr, Maccardle RC. Hiperplasia do complexo justaglomerular com hiperaldosteronismo e alcalose hipocalémica. Uma nova síndrome. Am J Med 1962 Dec; 33:811-28. Doi: 10.1016/ 0002-9343(62)90214-0.
12-Al-Mosawi AJ. The conservative management of nonterminal chronic renal failure. Therapy (Clinical practice) [p-ISSN: 2044-9038, e-ISSN: 2044-9046] 2006 Mar (3); 2:305-306. Doi.org/10.2217/14750708.3.2.305.

13-Al-Mosawi AJ. Substituição renal contínua no mundo em desenvolvimento: Is there any alternative. Therapy (Clinical practice) [p-ISSN: 2044-9038, e-ISSN: 2044-9046] Mar 2006:3 (2): 265-272. Doi:10.2217/14750708.3.2.26 5.
14-Al-Mosawi AJ. Management of end-stage renal failure. Therapy (Clinical practice) [p-ISSN: 2044-9038, e-ISSN: 2044-9046] 2006 Mar (3); 2:307-309. 2006. Doi.org/10.2217/14750708.3.2.307.

15-Al-Mosawi AJ. The Management of Childhood Chronic Renal Failure in the Developing World. Secção de saúde infantil internacional: Boletim Informativo da Academia Americana de Pediatria. outono de 2008:17-19. Doi: 10.5281/zenodo. 3878876.

16-Holliday MA. Dialysis in pediatrics, including use of the artificial kidney. Pediatrics 1958 Sep; 22(3):418-21.

17-Al-Mosawi AJ. Scientific Publication Productivity and Research Activities of Iraqi Pediatricians in the Field of Pediatric Nephrology: Uma Análise Bibliométrica para Identificar Pioneiros. Avanços no Jornal de Urologia e Nefrologia (ISSN 2689-8616) 2019 Nov 18; 1(1): 1-10. Doi.org/10.33140/ AJUN.01.01.06.

18-Al-Mosawi AJ. O índice H: Um artigo educacional. Ciências Clínicas e Investigação Clínica 13 de março de 2023; 2 (1): 1-15. Doi: 10.5281/zenodo. 77339 01.

19-Al-Mosawi AJ. A corrected H-index for academic leadership determination .1st ed., Saarbrücken; LAP Lambert Academic Publishing: 2020 (ISBN: 978-620-2-67787-5).

20-Al-Mosawi AJ. O índice H: O que os académicos precisam de saber? LAP LAMBERT Academic Publishing: 2023-02-16 (ISBN: 978-620-6-14558-5).
21-Al-Mosawi AJ. ResearchGate Pontuação do RG na determinação dos pioneiros modernos da medicina. LAP LAMBERT Academic Publishing: 2021 (ISBN-13: 978-613-9-84645-0, ISBN-10: 6139846455).

22-https://scholar.google.com/citations?user=uGSc5AsAAAAJ&hl=en   O perfil de Aamir Jalal Al-Mosawi do Iraque (índice H 23) [Acedido em 2nd de junho de 2024].

23-https://scholar.google.com/citations?hl=ar&user=By24ldkAAAAJ   O perfil de Neamatollah Ataei do Irão (índice H 21) [Consultado em 3rd de junho de 2024].

24-https://scholar.google.com/citations?hl=ar&user=g9N4LKQAAAAJ   O perfil de Mohammad Hossein Fallahzadeh do Irão (índice H 20) [Acedido em 3rd de junho de 2024].

25-https://scholar.google.com/citations?hl=ar&user=favmfZ0AAAAJ   O perfil de Wasiu A Olowu da Nigéria (índice H 20) [Acedido em 3rd de junho de 2024]

26-https://scholar.google.com/citations?hl=ar&user=skRKduEAAAAJ   O perfil de Girish C Bhatt da Índia (índice H 16) [Acedido em 3rd de junho].

27-https://scholar.google.com/citations?hl=ar&user=42iLKLwAAAAJ
O perfil de Marcelo de Sousa Tavares do Brasil (índice H 13) [Acedido em 3rd de junho de 2023]

28-https://scholar.google.com/citations?hl=ar&user=OmNan2cAAAAJ   O perfil de Domonkos Pap da Hungria (índice H 12) acedido em 2nd de junho de 2024.

29-https://scholar.google.com/citations?hl=ar&user=cmz6MhIAAAAJ   O perfil de Seha Saygılı da Turquia (índice H 12) [Acedido em 3rd de junho de 2024].

30-Al-Mosawi AJ. O padrão de glomerulonefrite aguda em 47 crianças iraquianas. Pediatr Nephrol. 2002 Jan;17(1):74-5. Doi: 10.1007/s0046702000 16.

31-Al-Mosawi AJ. A etiologia da insuficiência renal crónica em 54 crianças iraquianas. Pediatr Nephrol 2002 Jun; 17(6):463-4. Doi: 10.1007/s00467-001-0774-1.

32-Al-Mosawi AJ. A etiologia da insuficiência renal crónica numa amostra de doentes iraquianos: Menor incidência de insuficiência renal relacionada com diabetes e hipertensão. The New Iraqi Journal of Medicine (1817-5562) 2006; 2(1): 27-30.

33-Al-Mosawi AJ .Insuficiência renal crónica em crianças iraquianas: 14 anos de experiência de um único centro. Journal of Nephrology and Renal Transplantation (JNRT) 2008; 1(1): 32-40.Doi: 10.5281/zenodo.3875727.

34-Al-Mosawi AJ. Derrame pericárdico urémico sintomático na infância: Uma imagem ecocardiográfica. Insuficiência cardíaca SunKrist e insights de cardiologia 2020; 2 (1): 1-3 [1003].

35-Al-Mosawi AJ. Cistinose nefropática em crianças iraquianas. The New Iraqi Journal of Medicine (ISSN: 1817-5562, 1998037X) 2006; 2(2):22-25.

36-Al-Mosawi AJ: O padrão de anomalias oculares na insuficiência renal crónica infantil. The Open Urology & Nephrology Journal (ISSN:1874-303X) 2010 Dec 15; 2010;3:1-3.

37-AL Mosawi AJ. Espectro dos distúrbios tubulares renais em crianças iraquianas. Pediatric Oncall (ISSN: 0973-0958) 2008 5 (3):107-109. Doi: 10.5281/ zenodo.3875731.

38-Al-Mosawi AJ. Idiopathic hyperuricosuria, hypercalciuria and infantile renal stone disease: new association and therapeutic approach. Therapy (Clinical practice) [p-ISSN: 2044-9038, e-ISSN: 2044-9046] Nov 2006:3(6): 755-757. Doi:10.2217/14750708.3.6.755.

39-Al-Mosawi AJ. Experiência com raquitismo refratário resistente à vitamina D e agente anabólico derivado de alquil testosterona não-17α.

Therapy (Clinical practice) [p-ISSN: 2044-9038, e- ISSN: 2044-9046] Jan 2005; 2 (1):91-94. Doi:10.2217/14750708.2.1.91.

40-Al-Mosawi AJ. Fenótipo da síndrome óculo-cérebro-renal em quatro crianças iraquianas. Journal of Pediatric Neurology (p-1304-2580, e-ISSN: 1875-9041) 2007; 5 (1):75-78. Doi.org/10.1055/s-0035-1557356.
41-Al-Mosawi AJ. Urolitíase Bilateral Progressiva da Infância de Etiologia Rara: Imagens de ultrassom e recomendações terapêuticas baseadas em evidências. SunKrist Nephrology and Urology Journal 2021; 2 (1): 1-5.Doi: 10.5281/zenodo.4515515.

42-Al-Mosawi AJ. Síndrome Nefrótica Congénita do Tipo Finlandês com Formação Crescente: Um caso desafiador e achados ultrassonográficos. Revista Universal de Radiologia e Medicina Nuclear 2020; 1 (1) 1-4. Doi:10.46940/ujrnm.01.1003.

43-Al-Mosawi AJ. Identificação de bexiga neurogénica não neurogénica em bebés. Urology 2007 Aug;70 (2):355-6; discussão 356-7. Doi: 10.1016/j. urology.2007.04.049.

44-Al-Mosawi AJ. Prevalência de criptorquidia em crianças de escolas iraquianas e uma revisão educacional. Ciências Biomédicas e Biotecnológicas 2022; 1(1): 1-6. Doi: 19.0810/BBS.2022/0005,

45-Al-Mosawi AJ. Postite em criança circuncidada: Uma condição não relatada anteriormente na literatura. Arquivos de Urologia (ISSN: 2638-5228) 2020 Dez; 3 (2): 16-18. Doi: 10.22259/2638-5228.0302002.

46-Al-Mosawi AJ. Rins pélvicos ectópicos bilaterais: A nova associação com hemangioma hepático. Journal of Radiology Research and Diagnostic Imaging (ISSN: 2836-5127) janeiro 2023-01-09; 2 (1):1-4.Doi: 10.58489/ JRRDI.00 4.Doi: 10.5281/zenodo.7528949.

47-Al-Mosawi AJ. O caso quarenta e um de ectopia renal cruzada e não fundida. Revista Internacional de Inovações Recentes em Medicina e Pesquisa Clínica (ISSN: 2582-1075) 10 de maio de 2020; 2 (1): 17-21.

48-Al-Mosawi AJ. Hipoplasia renal unilateral não sindrômica autossômica dominante: uma condição não relatada anteriormente na literatura. Revista

Internacional de Investigação em Radiologia (e-ISSN: 2663-4562, p-ISSN: 2663-4554) 2020; 2(1): 18-19. Doi: 10.5281/zenodo.7689196.

49-Al-Mosawi AJ. A nova ocorrência de hipoplasia renal unilateral não sindrómica e aplasia unilateral em dois irmãos. Ciências Clínicas e Investigação Clínica 10 de março de 2023; 2 (1): 1-3. Doi: 10. 5281/zenodo.7733883

50-Al-Mosawi AJ. Genetic drift. Carta de Bagdade: Síndrome de Coffin-Siris numa rapariga com ausência de rim Am J Med Genet A. 2006 Aug 15; 140(16):1789-90. Doi: 10.1002/ajmg.a.31337.

51-Al-Mosawi AJ. Agenesia Renal Unilateral e a Conscientização da Síndrome de Mostyn Embrey. Jornal de Medicina Renal 21 de março de 2017; 1 (1): 1-4. Doi: 10.5281/zenodo.3875737.

52-Al-Mosawi AJ. O desafio da insuficiência renal crónica no mundo em desenvolvimento: possível utilização de goma de acácia. Pediatr Nephrol 2002 May; 17(5):390-1. Doi: 10.1007/s00467-001-0755-4.

53-Al-Mosawi AJ. Suplementação com goma arábica de uma dieta pobre em proteínas em crianças com doença renal terminal. Pediatr Nephrol 2004 Oct; 19(10): 1156-9. Doi: 10.1007/s00467-004-1562-5.

54-Al-Mosawi AJ. A utilização de goma de acácia na insuficiência renal terminal. J Trop Pediatr 2007 Oct;53(5):362-5. Doi: 10.1093/tropej/fmm033.

55-Al-Mosawi AJ. Six-year dialysis freedom in end-stage renal disease. Clin Exp Nephrol 2009 Oct; 13(5):494-500. Doi: 10.1007/s10157-009-0181-7.

56-Al-Mosawi AJ. Substituição renal contínua no mundo em desenvolvimento: Is there any alternative. Therapy (Clinical practice) [p-ISSN: 2044-9038, e-ISSN: 2044-9046] 2006:3(2): 265-272. Doi:10.2217/14750708.3.2.26 5.

57-Al-Mosawi AJ. A step towards the introduction of acacia gum as a medicine. Therapy (Clinical practice) [p-ISSN: 2044-9038, e-ISSN: 2044-9046] 2006 Mar (3); 2:313-314.

58-Al-Mosawi AJ. Diálise dietética com goma de acácia: tecnologia de diálise intestinal. Avanços no Jornal de Urologia e Nefrologia (ISSN 2689-8616) 2019 Nov 18; 2 (1): 1-8. Doi:10.33140/AJUN.01.01.05.

59-Al-Mosawi AJ.A New Dietary Therapy for Chronic Renal Failure: Tecnologia de Diálise Intestinal. Jornal de urologia médica e cirúrgica 2020; 1(1): 8-16.

60-Al-Mosawi AJ. History of Medicine: The Emergence of Intestinal Dialysis (O surgimento da diálise intestinal). SunKrist Nephrology and Urology Journal 2020; 2 (1): 1-8. Doi: 10.46940/snuj.01.1002.

61-Al-Mosawi AJ. Intestinal (Dietary) Dialysis: Um Guia Nutricional Prático. Jornal de Urologia e pesquisa (ISSN: 2379-951X) 2020; 7 (1): 1118 [1-3].

62-Al-Mosawi AJ. Diálise intestinal num doente urémico com nefropatia diabética: Um caso desafiador e uma experiência única. Journal of Pharmaceutical Research and Development 2020; 1 (1):1-4 Doi: 0.47485/26 94-5614.1001.

63-Al-Mosawi AJ. O tratamento precoce de um culturista com insuficiência renal crónica sintomática com diálise intestinal: Uma nova recomendação para a melhoria da diálise intestinal. Jornal de Estudos de Urologia e Nefrologia (ISSN: 2641-1687) 2022; 3(4):308-311. Doi:10.32474/JUNS.2022.03.0001 66.

64-Al-Mosawi AJ. Um outro doente com uremia sintomática tratado com diálise intestinal: Um artigo educacional. Revista Internacional de Ciências Médicas e Investigação Académica (ISSN: 2582-7197) 2021; 2 (01), 1-7.

65-Al-Mosawi AJ. Um outro doente com uremia sintomática tratado com diálise intestinal: Um artigo educacional. Archives of Urology (ISSN: 2638-5228) 2023; 5 (1): 1-6.

66-Al-Mosawi AJ. The Rare Association of Adult Polycystic Kidney with Hearing Impairment and Further Experience with Intestinal Dialysis (A rara associação de rins poliquísticos do adulto com deficiência auditiva e experiência adicional com diálise intestinal): Um artigo educacional. Jornal

Internacional de Nefrologia Clínica (ISSN: 2834-5142) 2023; 5 (5):1-9. Doi:10.31579/2834-5142/071.

67-Al-Mosawi AJ. Intestinal Dialysis Research Progress and the Early Treatment of a Non-Diabetic Patient with Symptomatic Uremia and Fatty Liver with Intestinal Dialysis: the Practice of Evidence-Based Medicine. Journal of Biomedical Sciences and Biotechnology Research (ISSN: 3049-7272) 2024; 2 (1): 1-4. Doi: 10.61440/JBSBR.2024.v2.06.

68-Al-Mosawi AJ. Essential oil terpenes: adjunctive role in the management of childhood urolithiasis **J Med Food. 2010 Apr; 13(2):247-50. Doi: 10.1089/ jmf.2008.0115.**

69-Al-Mosawi AJ.A possible role of essential oil terpenes in the management of childhood urolithiasis. Therapy (Clinical practice) [p-ISSN: 2044-9038, e-ISSN: 2044-9046] Mar 2005; 2(2):243-247. Doi.org/10.2217/ 14750708.2.2.243.

70-Al-Mosawi AJ. Role of plant essential oil terpenes in renal disorders. In: J.N. Govil e Sanjib Bhattacharya (Ed). Progresso Recente em Plantas Medicinais Vol. 36: Óleos Essenciais. Studium Press LLC, Jan 2013 (ISBN: 1-933 699-96-5). Doi: 10.13140/RG.2.1.3266.5366.

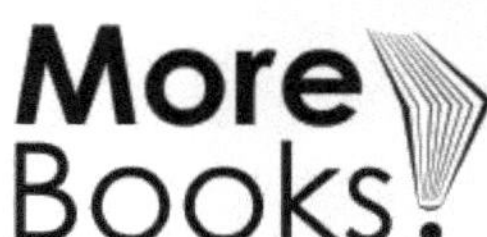

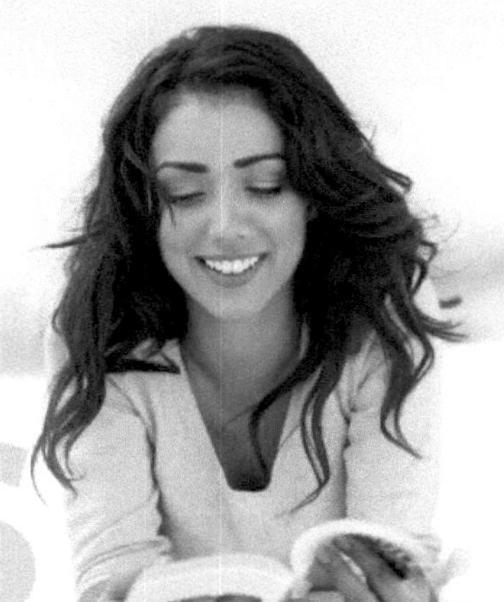

yes
I want morebooks!

Buy your books fast and straightforward online - at one of world's fastest growing online book stores! Environmentally sound due to Print-on-Demand technologies.

Buy your books online at
www.morebooks.shop

Compre os seus livros mais rápido e diretamente na internet, em uma das livrarias on-line com o maior crescimento no mundo! Produção que protege o meio ambiente através das tecnologias de impressão sob demanda.

Compre os seus livros on-line em
www.morebooks.shop

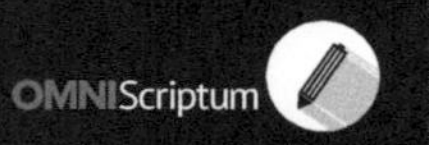

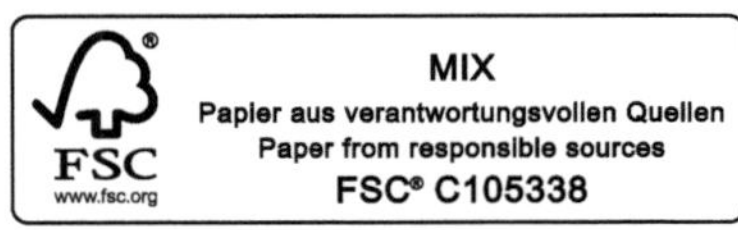

Printed by Books on Demand GmbH, Norderstedt / Germany